# 糖尿病

## 健康教育手册

李燕萍 杜 娟 南 楠 编著

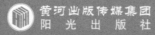

黄河出版传媒集团

阳 光 出 版 社

# 图书在版编目（CIP）数据

糖尿病健康教育手册 / 李燕萍, 杜娟, 南楠编著
. -- 银川:阳光出版社, 2022.12
  ISBN 978-7-5525-6642-0

Ⅰ.①糖… Ⅱ.①李…②杜…③南… Ⅲ.①糖尿病
－防治－手册 Ⅳ.①R587.1-62

中国国家版本馆 CIP 数据核字(2023)第 001162 号

糖尿病健康教育手册　　　　　　　李燕萍　杜娟　南楠　编著

责任编辑　李少敏
封面设计　姜喜荣
责任印制　岳建宁

 黄河出版传媒集团
阳 光 出 版 社 出版发行

出 版 人　薛文斌
地　　址　宁夏银川市北京东路 139 号出版大厦（750001）
网　　址　http://www.ygchbs.com
网上书店　http://shop129132959.taobao.com
电子信箱　yangguangchubanshe@163.com
邮购电话　0951-5047283
经　　销　全国新华书店
印刷装订　宁夏凤鸣彩印广告有限公司
印刷委托书号　（宁)0027595

开　　本　880 mm×1 230 mm　1/32
印　　张　2
字　　数　40 千字
版　　次　2022 年 12 月第 1 版
印　　次　2022 年 12 月第 1 次印刷
书　　号　ISBN 978-7-5525-6642-0
定　　价　39.80 元

# 目　录

# 第一章　认识糖尿病

## 一、什么是糖尿病

糖尿病是一种以血浆葡萄糖水平增高为特征，主要由体内胰岛素分泌和（或）作用缺陷引起的糖、脂肪、蛋白质等代谢紊乱的慢性、全身性、代谢性疾病。

糖尿病是由遗传因素和环境因素长期共同作用导致的。环境因素包括生活方式不健康、高脂高糖饮食、缺乏运动等。遗传因素虽然是糖尿病发病的重要因素，但并不是每一个带有糖尿病遗传基因的人都会得糖尿病，所以不能抱有得不得糖尿病听天由命的态度，而要重视环境因素的影响。

## 二、糖尿病的常见症状

糖尿病的典型症状是常说的"三多一少"，即多饮、多尿、多食和不明原因的体重减轻。

然而，很多糖尿病患者（尤其是2型糖尿病患者）没有任何糖尿病典型症状，或者只有一些不容易引起注意的不舒服，平时也不会监测血糖，根本不会往患上糖尿病这方面考虑，其实他们早已身处高血糖的威胁之中，却浑然不知。随着糖尿病病情的发展，他们会慢慢出现一些其他并发症。

一些不容易引起注意的不舒服包括：①反复生疖长痈，皮肤损伤不易愈合；②皮肤瘙痒，尤其是女性外阴瘙痒或泌尿系感染；③不明原因的视力减退、视物模糊；④牙齿松动、牙痛，容易出现牙周炎、口腔炎；⑤男性不明原因性功能减退、勃起功能障碍；⑥过早发生高血压、冠心病或脑卒中；⑦下肢麻木或有烧灼感；⑧出现微量或者明显的蛋白尿。

### 三、糖尿病的四大类型

#### （一）1型糖尿病

1型糖尿病绝大多数是由自身免疫性疾病、遗传因素和环境因素共同作用导致的。

好发于儿童期，也可能发生在一生中任何年龄段。

占糖尿病总数的 5%～10%。

起病通常较急，多饮、多尿、多食、体重减轻等症状明显。

因常规必须使用胰岛素，所以又被称为胰岛素依赖型糖尿病。

#### （二）2型糖尿病

2型糖尿病是由遗传因素及环境因素共同作用引起的多基因

遗传病。目前，对 2 型糖尿病的病因和发病机制仍然认识不足。

好发于成年人，但近年来有年轻化趋势。

占糖尿病总数的 90% 左右。

早期依靠改变生活方式、运动及饮食干预或服用降糖药可控制病情。

### （三）特殊类型糖尿病

特殊类型糖尿病指在不同水平上病因相对明确的一类高血糖状态，如：胰腺疾病造成胰岛素无法合成；其他内分泌原因引起对抗胰岛素的激素分泌太多；一些罕见的遗传性疾病；药物或化学品引起的糖尿病。

### （四）妊娠糖尿病

妊娠糖尿病指妊娠期间发生的不同程度的糖代谢异常。

大部分患者分娩后糖代谢恢复正常。

病情严重与否可直接影响胎儿的健康，可引起流产、早产、死胎、巨大胎儿等。

大约有 60% 的妊娠糖尿病患者，在分娩后 15 年内可能发生糖尿病，以 2 型糖尿病为主。

### 四、糖尿病"青睐"哪些人

具有下列任何一个及以上糖尿病危险因素者，可视为 2 型糖尿病的高危人群：

（1）年龄 ≥40 岁；

（2）有糖调节受损史；

（3）超重（BMI≥24 kg/m²）或肥胖（BMI≥28 kg/m²）和（或）向心性肥胖（腰围男≥90 cm，女≥85 cm）；

（4）生活方式以静坐为主；

（5）有糖尿病家族史（双亲或同胞患有糖尿病）；

（6）有巨大胎儿（出生体重≥4 kg）生产史或妊娠糖尿病史；

（7）患有高血压［收缩压≥140 mmHg和（或）舒张压≥90 mmHg］或正在接受降压治疗；

（8）血脂异常，表现为高密度脂蛋白≤0.9 mmol/L、甘油三酯≥2.22 mmol/L，或正在接受调脂治疗；

（9）患有动脉粥样硬化性心脑血管病；

（10）有一过性类固醇性糖尿病史；

（11）患有多囊卵巢综合征；

（12）长期接受抗精神病药物和（或）抗抑郁药物治疗。

在上述各项中，糖调节受损是最重要的2型糖尿病的高危因素，每年有1.5%～10%的糖耐量减低患者进展为2型糖尿病。

五、糖尿病有何危害

众所周知，血液在血管中流动。如果高血糖状态持续存在，就相当于将血管持续浸泡在高浓度的糖水中，久而久之，血管的损害在所难免。一开始，受到侵蚀的只是较为脆弱的小血管，到了后期，较大的血管也会招架不住。这些大大小小的血管构成了人体脉管系统，负责人体内氧气和营养物质的输送，发挥着重要作用。城门失火，殃及池鱼，血管一旦受到损害，与其相连的脏器也会跟着遭殃（见图1-1）。

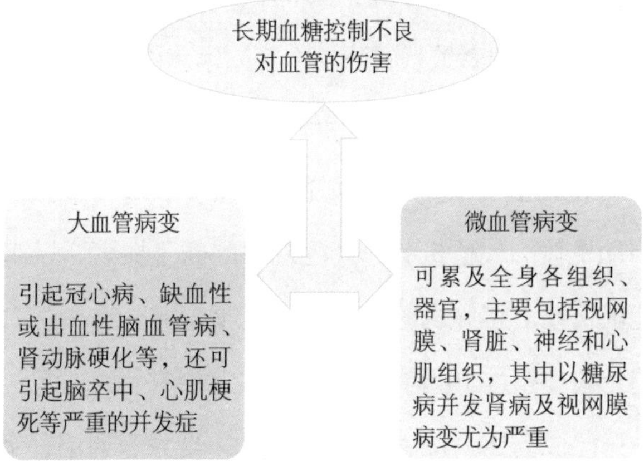

长期血糖控制不良
对血管的伤害

大血管病变

引起冠心病、缺血性或出血性脑血管病、肾动脉硬化等，还可引起脑卒中、心肌梗死等严重的并发症

微血管病变

可累及全身各组织、器官，主要包括视网膜、肾脏、神经和心肌组织，其中以糖尿病并发肾病及视网膜病变尤为严重

图1-1　长期血糖控制不良对血管的伤害

总之，持续的高血糖状态是各种并发症的根源。糖尿病并发症可分为急性并发症和慢性并发症。

（1）急性并发症包括各种急性感染、低血糖症、糖尿病酮症酸中毒、糖尿病乳酸性酸中毒、糖尿病非酮症高渗性昏迷等。

（2）慢性并发症大多是随糖尿病的进展发生的，可累及全身各重要器官，可单独出现或以不同组合同时或先后出现，这些并发症一开始不会带来明显不适，在轻症时只需要控制血糖就能防止疾病进展，当病情发展到一定程度时，需及时就医诊疗。

在我国，糖尿病是导致成人失明、非创伤性截肢、终末期肾病的主要原因；糖尿病使心脏、脑和周围血管发生疾病的风险增加 2～7 倍；与非糖尿病人群相比，糖尿病患者全因死亡、心血管疾病死亡、失明和下肢截瘫风险均明显增高。其中心血管疾病是糖尿病患者致残致死的主要原因。

## （一）糖尿病视网膜病变——引起失明的重要原因

长期高血糖将损伤视网膜的微血管，导致缺血缺氧发生，继而启动机体的代偿机制，产生局部的新生血管，以满足视网膜耗能的需要。但脆弱的新生血管极易出血，造成视力减退甚至失明。病程超过 10 年的糖尿病患者常合并程度不等的视网膜病变，这已成为 20～65 岁劳动群体的主要致盲原因，全球每年有 300 万～400 万人因此失明，其致盲率比非糖尿病人群高10～25 倍。

糖尿病患者眼部可能发生的并发症还有导致晶状体混浊的白内障，以及使眼压升高、有致盲风险的青光眼，它们同样危害着糖尿病患者的健康和生活质量。

## （二）糖尿病肾病——同时损害左右两侧肾脏

肾脏是人体的"排污工厂"。当血液流过肾脏时，血液中的废物、多余的盐分和水分将形成尿液排出体外。肾脏 1 min 可以过滤大约 1 L 的血液。肾脏之所以如此强大，全凭"工厂里无数勤劳的工人"——肾小球。糖尿病对血管的损害可谓"无微不至"，在高血糖的长期侵蚀下，肾小球滤过功能受损，它无法控制蛋白的漏出，又不能把血液中的毒素排干净，导致肾功能不全、低蛋白血症，随着病情的进展，最终发展成为尿毒症，需要靠透析维持生命。糖尿病肾病的分期及临床症状见表1-1。

表1-1 糖尿病肾病的分期及临床症状

| 分期 | 临床症状 | 对日常生活、工作的影响 |
|---|---|---|
| 第Ⅰ期（肾小球滤过率增高期） | 血糖得到控制后，一些糖尿病症状得到缓解，部分糖尿病症状会逐渐消失，这个阶段没有病理组织学损伤，尿中无蛋白尿 | 可正常生活、工作 |
| 第Ⅱ期（正常白蛋白尿期） | 肾小球滤过率高于正常水平，患者运动后或在应激状态下，尿白蛋白排泄率会轻度增高，休息后恢复正常，尿白蛋白排泄率<30 mg/24 h | |
| 第Ⅲ期（早期糖尿病肾病期） | 肾小球滤过率恢复正常或高于正常水平，尿白蛋白排泄率持续增高，出现持续微量白蛋白尿，尿白蛋白排泄率为30～300 mg/24 h | |
| 第Ⅳ期（临床糖尿病肾病期） | 肾小球滤过率持续低于正常水平，患者会大量排出尿白蛋白，可伴有水肿和高血压，肾功能逐渐减退，尿白蛋白排泄率>300 mg/24 h，这个时期，患者必须接受及时正规的治疗 | 生活、工作轻度受限，应注意劳逸结合 |
| 第Ⅴ期（尿毒症期） | 尿白蛋白排泄率降低，血清肌酐、尿素氮浓度明显升高，并伴有严重的高血压、低蛋白血症、全身水肿以及尿毒症症状，这个时期，患者必须接受透析以维持生命 | 生活、工作明显受限，忌疲劳 |

## （三）糖尿病神经病变

说起糖尿病对神经的损害，很多人只知道手足麻木，但是神经系统遍布全身，可以有多种临床表现，同时可以造成很严重的后果。详细说来，糖尿病神经病变可以进一步分为中枢神经系统病变、周围神经病变和自主神经病变。

### 1. 中枢神经系统病变

糖尿病性脊髓病：较少见，包括脊髓性共济失调、脊髓软化、脊髓性肌萎缩等，表现为走路不稳、步态蹒跚，有脚踩棉花感；如有感觉障碍，则出现共济失调。

脑部病变：以缺血性脑血管病多见。根据发生部位的不同，可分为偏瘫、偏盲、失语、智力障碍、血管性痴呆、假性球麻痹及帕金森综合征等。

### 2. 周围神经病变

周围神经是指脑和脊髓以外的所有神经。周围神经病变可单侧或双侧，可对称或不对称，但以双侧对称性者常见。

对称性多发性周围神经病变：多为两侧对称的远端感觉障碍，下肢比上肢明显。常表现为双下肢麻木、感觉减退或消失，对冷热、压力、疼痛不敏感，四肢远端有"手套样"或"袜套样"感觉；膝反射、跟腱反射减弱或消失；位置觉减弱或消失；振动觉减弱或消失；有时肢体出现灼痛、针刺样痛，也可出现痛觉过敏，疼痛剧烈时，患者难以忍受，夜间加重，不能入睡，清晨疼痛减退，有的表现为自发性闪电样痛或刀割样痛；还可有蚁行感、发热和触电感。运动神经受累时，患者的肌力常有不同程度的减退，晚期出现营养不良性肌萎缩。

非对称性多发性单神经病变：可出现皮肤苍白、青紫、少汗、无汗、脱毛、皮肤营养障碍等神经营养失调现象，以四肢近端尤其是下肢损害为主，起病较急，常有肌无力、肌萎缩症状。

3. 自主神经病变

自主神经支配心跳、呼吸、血压、肠蠕动、膀胱排尿、腺体分泌等，维持人体基本的生命活动。

胃肠功能紊乱：出现胃排空延迟、肠蠕动变慢，可造成顽固性便秘；也可出现胃肠蠕动加快，导致腹泻，或者腹泻、便秘交替出现；还会导致食物消化、吸收障碍，引起血糖波动。

心血管疾病：主要是心血管自主神经受损，常表现为静息时心动过速、直立性低血压、无痛性心肌梗死，可导致严重心源性休克、心衰甚至猝死。

汗腺分泌异常：可出现足、腿以及躯干下部出汗减少，而上半身多汗，尤其是吃饭时大汗淋漓。

无症状性低血糖：极易导致低血糖性昏迷。

无张力膀胱（即神经源性膀胱）：一般表现为排尿后膀胱中的残余尿超过 50 mL。早期可无症状，以后可表现为尿流变细、排尿时间延长、排尿时需更用力，以致出现排尿不尽、尿滴沥等现象；膀胱排空困难，残余尿增多，引起尿潴留，继而易发生反复尿路感染，甚至累及肾脏，引起肾盂肾炎、肾衰竭。

性功能紊乱：男性可出现阳痿、早泄、逆行射精、不育；女性可出现月经紊乱、不孕。

瞳孔异常：瞳孔缩小，外形不规则，双侧不对称不等大，对光反射不灵敏。

### （四）糖尿病足

糖尿病患者下肢血管病变及神经病变是导致足部溃疡、坏疽的原因，轻者表现为足部畸形、皮肤干燥和发凉、胼胝（高危足），严重的糖尿病足甚至需要高位截肢来保住性命。糖尿病患者中有 4%～10%并发糖尿病足，是糖尿病患者尤其是老年糖尿病患者最严重的并发症之一，也是致残、致死的主要原因。

### （五）糖尿病合并高血压

高血压是常见的糖尿病并发症之一，对糖尿病患者具有非常不利的影响。糖尿病合并高血压除了可能会合并血脂异常、肥胖、超重外，还会增加其他并发症的发生风险，比如脑卒中、肾病、视网膜病变等。所以，糖尿病患者应当重视自己的血压状况，随时监测血压。

### （六）糖尿病合并动脉粥样硬化性心血管疾病

糖尿病患者比普通人更容易也更早出现动脉粥样硬化，且高血糖造成的动脉硬化是全身性的，包括大脑动脉、冠状动脉、肾动脉、下肢动脉、视网膜动脉等，引起冠心病、缺血性或出血性脑血管病、肾动脉硬化、肢体动脉硬化等。

六、如何诊断糖尿病

（一）诊断线索

糖尿病是一种进展性疾病，进展性的意思就是疾病是逐渐加重的，进展到中后期，即便是顶级的医生配合顶级的医疗资源，也难以逆转糖尿病对各器官造成的损害，所以早发现、早诊断、早治疗显得尤为重要。

（1）"三多一少"症状；

（2）以糖尿病各种急慢性并发症或伴发病首诊的患者；

（3）高危人群。

40 岁以上者健康体检或因各种疾病、手术住院时应常规排除糖尿病。

（二）诊断标准

世界卫生组织将糖代谢状态分为 4 类，具体见表 1-2。

表 1-2　糖代谢状态分类
（世界卫生组织糖尿病专家委员会报告，1999 年）

| 糖代谢状态 | 静脉血浆葡萄糖水平 /(mmol·L$^{-1}$) | |
| --- | --- | --- |
| | 空腹血糖（FPG） | 口服葡萄糖耐量试验 2 小时血糖（2hPG） |
| 正常血糖（NGR） | <6.1 | <7.8 |
| 空腹血糖受损（IFG） | 6.1～<7.0 | <7.8 |
| 糖耐量减低（IGT） | <7.0 | 7.8～<11.1 |
| 糖尿病（DM） | ≥7.0 | ≥11.1 |

正常人的血糖稳定在一个狭小范围内，空腹时血糖比较低，在 3.9～6.1 mmol/L；进餐后会有所升高，一般餐后 2 小时血糖在 4.4～7.8 mmol/L。如果患者有糖尿病症状（多饮、多尿、多食、不明原因的体重减轻），同时表 1-3 中任意一项检测结果偏高，即可诊断为糖尿病。如果患者没有糖尿病症状，表 1-3 中的一项检测结果偏高，则需改天再次检测，如果检测结果相同，也可以确诊为糖尿病；如复查结果未达到糖尿病诊断标准，应定期复查。

表 1-3　糖尿病诊断标准
(世界卫生组织糖尿病专家委员会报告，1999 年)

| 检查项目 | 静脉血浆葡萄糖水平 /（mmol·L$^{-1}$） |
| --- | --- |
| 随机血糖 | ≥11.1 |
| 空腹血糖（FPG） | ≥7.0 |
| 口服葡萄糖耐量试验 2 小时血糖（2hPG） | ≥11.1 |

注意：

（1）空腹血糖指至少 8 h 内无任何热量摄入时抽取静脉血浆所测得的血糖值；随机血糖指一日内任何时间抽取静脉血浆所测得的血糖值，无论上一次进餐时间及食物摄入量。

（2）诊断糖尿病时必须抽取静脉血浆测定血糖，治疗过程中随访血糖控制情况可用便携式血糖计测定末梢血糖。

（3）当血糖高于正常值但又未达到糖尿病诊断标准时，须进行口服葡萄糖耐量试验（OGTT），即在无任何热量摄入 8 h 后，于清晨测定空腹血糖及服糖后 2 小时血糖。将 75 g 无水葡萄糖溶于 250～300 mL 水中，成人 5 min 内口服；儿童服糖量按每千克体重 1.75 g 计算，总量不超过 75 g。急性疾病或应激状态下不宜进行 OGTT；试验过程中，受试者不喝茶及咖啡、不吸烟、不做剧烈运动；试验前 3 天摄入足量的碳水化合物，试验前 3～7 天停用可能影响结果的药物（糖皮质激素、噻嗪类利尿剂、口服避孕药等）。

（4）血糖异常升高，诊断时要排除肝脏疾病、慢性肾功能不全、应激状态（心脑血管意外、急性感染、创伤、外科手术等）、内分泌疾病、服用某些药物（糖皮质激素、噻嗪类利尿剂、口服避孕药等）5 种情况，一两次血糖高就断定患有糖尿病是不科学的，需要严格按照糖尿病的诊断标准进行诊断。

（5）糖尿病前期是糖尿病的必经阶段，到了这一阶段的人被称为糖尿病的高危人群，也是"糖人后备军"。糖尿病一旦确诊需要终身治疗，而糖尿病前期还有救。糖尿病前期是一个可逆的过程，若能早期发现和治疗，会有 40%～50%的概率"逆转"为正常。

空腹血糖≥6.1 mmol/L，但<7 mmol/L，而餐后血糖正常，即空腹血糖受损；

服糖后 2 小时血糖≥7.8 mmol/L，但<11.1 mmol/L，同时空

腹血糖<7 mmol/L，即糖耐量减低。

空腹血糖受损和糖耐量减低统称为糖调节受损，也就是糖尿病前期。

糖尿病前期与糖尿病之间仅一步之遥！如果继续掉以轻心、放任不管，血糖继续升高，迟早会发展为糖尿病，而且发生大血管病变如脑卒中、冠心病等的风险明显增加。有研究证实，1/3的"糖人后备军"日后会恢复正常，1/3"原地踏步"，还有1/3将进展为糖尿病。

因此，建议空腹血糖受损的人群进行OGTT，以提高糖尿病的诊断率。当确诊为糖尿病前期后，通过生活方式干预治疗，可以有效避免或延缓糖尿病的发生。生活方式干预治疗主要包括饮食管理、合理运动，二者贯穿治疗的整个过程。

（三）糖尿病确诊后必须做的检查

尿糖测定：一般情况下，尿糖可以反映出血糖的情况，但尿糖还受许多其他因素的影响，与血糖并不完全一致。糖尿病患者的尿糖之所以会呈阳性，是因为当血糖浓度增高到一定程度时，肾小管不能将尿液中的葡萄糖全部重吸收，致使尿糖增高，从而呈阳性。临床上不把尿糖阳性作为糖尿病的诊断标准，它可以用来帮助观察糖尿病的治疗效果。

糖化血红蛋白（HbA1c）测定：糖化血红蛋白能够反映过去两三个月血糖控制的平均水平，它不受偶尔一次血糖升高或降低的影响，因此对糖化血红蛋白进行测定，可以比较全面地了解过去一段时间的血糖控制水平。

糖化白蛋白（GA）测定：糖化白蛋白能够反映患者过去2~3周内的平均血糖水平，为糖尿病患者近期病情监测的指标。

胰岛 β 细胞功能测定：胰岛素释放试验和 C 肽释放试验主要用于了解胰岛 β 细胞功能状态，协助判断糖尿病类型并确定治疗方案。

诊断 1 型糖尿病的免疫学检查：对于年轻起病，并且病情变化迅速的糖尿病患者，需要进行免疫学检查，一旦在糖尿病患者血液中发现谷氨酸脱羧酶抗体（GADA）、抗胰岛细胞抗体（ICA）和胰岛素自身抗体（IAA），就可以确诊为 1 型糖尿病。这几种抗体在 1 型糖尿病发病前后的滴度最高，然后逐渐下降。

筛查糖尿病并发症的检查：糖尿病并发症多种多样，一旦出现并发症，就意味着患者在治疗糖尿病的同时，还要兼顾并发症的处理。这些并发症早期还好处理，一旦进展到中后期就很难治疗。因此，糖尿病一经诊断，就要排查有无并发症，并在将来的生活中定期检查，主要检查项目见表1-4。

表 1-4　筛查糖尿病并发症的主要检查项目

| 检查项目 | 并发症 |
| --- | --- |
| 眼底 | 糖尿病视网膜病变 |
| 尿微量白蛋白 | 糖尿病肾病 |
| 尿白蛋白 | |
| 血清肌酐 | |
| 尿素氮 | |
| 血脂四项 | 高脂血症、动脉粥样硬化 |
| 天冬氨酸氨基转移酶（AST） | 肝功能损害 |
| 丙氨酸氨基转移酶（ALT） | |
| 胸片 | 心肺异常 |
| 腹部超声 | 腹部脏器异常 |
| 心电图 | 心脏疾病 |
| 血压 | 动脉粥样硬化 |
| 腱反射 | 糖尿病神经病变 |

# 第二章　糖尿病治疗的两大基石
## ——饮食和运动

饮食和运动是糖尿病治疗的两大基石，缺一不可。做到平衡膳食和合理运动，使二者达到和谐统一，才有利于降低血糖、血压，调节血脂，避免或延缓各种并发症的发生和发展。糖尿病治疗的基本原则是：减少能量的来源，促进过剩能量的消耗。前者是饮食疗法，后者则是运动疗法。通俗点说，就是管住嘴，迈开腿。

### 一、饮食管理是稳定血糖的前提

饮食管理是控制血糖的重要途径，有助于减轻胰岛负担，达到并维持理想的血糖水平，降低心脑血管疾病并发症的发生风险。"糖友"饮食管理的目的有两个：一是控制好血糖；二是平衡膳食，保证足够的营养。同时兼顾血脂、血压、体重、并发症防治。

（一）食物的手测量法——快速了解需要吃多少

管住嘴对"糖友"的重要性不言而喻，而管住嘴的过程中最重要的手段就是定量。但对于一日三餐来说，如果严格遵照称量法，每次做饭前都拿秤来称一下未免太繁琐，所以推荐食物的手测量法，这样一来，无须称量器具就能在家科学合理地配餐，方便"糖友"日常生活中的个性化膳食管理。

1. 主食：每顿 1 个拳头

大多数患者每天吃主食 200～300 g，如果取中间值 250 g，平均分给三餐，每顿要吃 75～100 g。这些主食（谷薯类或杂豆类）做熟后大约是成人 1 个拳头大小（如图 2-1）。所以，简单的判断方法是：每顿吃 1 个拳头大小的主食。

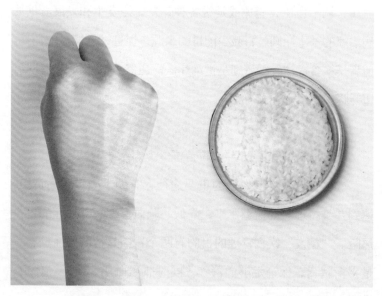

图 2-1　每天摄入主食的量

2. 牛奶：每天 1～2 袋

建议每天摄入牛奶 250～500 g（如图 2-2）。250 g 牛奶刚好是超市袋装奶 1 袋的量，根据品牌不同，有多有少，一般通过食品标签很容易得到需要的量。

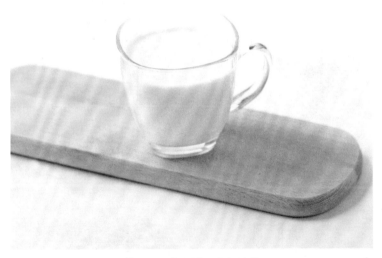

图 2-2　每天摄入牛奶的量

3. 畜禽肉：每天 1 个手掌心

每天摄入畜禽肉的量应控制在 40～75 g，即 1 个手掌心（不包括手指）大小，厚度约为 1 根小拇指的宽度（如图 2-3）。

4. 鱼虾肉：每天一整只手

每天摄入鱼虾肉的量应控制在 50～100 g，即一整只手大小，厚度约为 1 根小拇指的宽度（如图 2-4）。

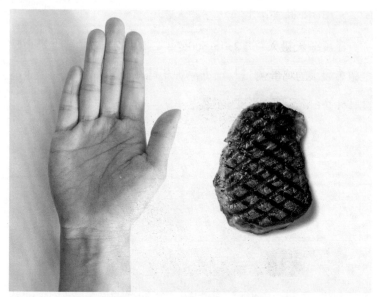

图 2-3　每天摄入畜禽肉的量

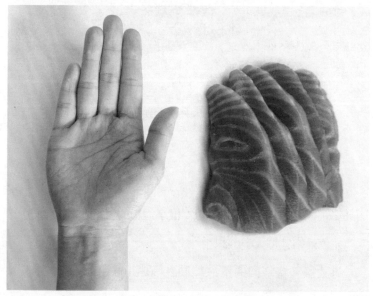

图 2-4　每天摄入鱼虾肉的量

5. 鸡蛋：每天 1 个

建议每天摄入鸡蛋 50 g。鸡蛋是非常容易定量的食物，一个中等大小的鸡蛋大约 50 g（如图 2-5）。

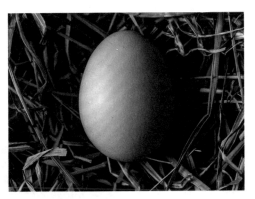

图 2-5 每天摄入鸡蛋的量

6. 大豆及坚果：每天 1 个手掌心

坚果是比较优质的零食，但热量较高，每天摄入量应控制在 25～35 g，大约 1 个手掌心大小（如图 2-6）。

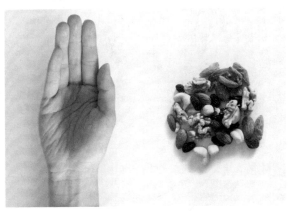

图 2-6 每天摄入大豆及坚果的量

7. 蔬菜：每天1个拳头 + 一大捧

建议每天摄入蔬菜 500 g，大约相当于 1 个拳头的块茎类蔬菜加上一大捧叶菜类蔬菜（如图 2-7），同时每天吃蔬菜的品种和颜色最好多样，这样可以获得更全面的营养。

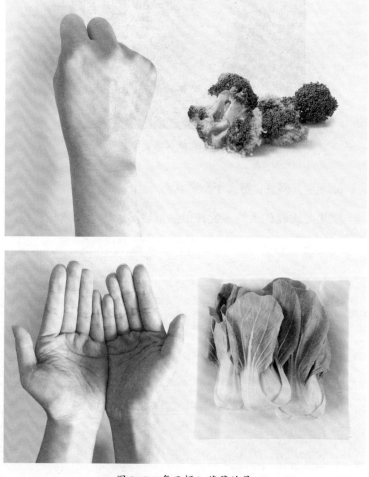

图 2-7　每天摄入蔬菜的量

8. 水果：每天 1 个拳头

中国营养学会建议健康成年人每天摄入水果 200～350 g，对于"糖友"来说，这个量就需要进行较大的修改：如果血糖控制稳定，每天可以摄入水果 150～200 g；如果血糖控制不佳，则暂停水果的摄取。200 g 水果相当于成人 1 个拳头大小（如图2-8）。水果的选择有 2 个标准：一要选择血糖生成指数较低的水果，二要选择含糖量低的水果，如苹果、梨、柚子、桃等。

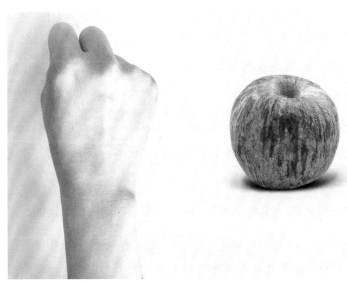

图 2-8　每天摄入水果的量

9. 烹调油：每天 2 汤匙

建议每天烹调油的量为 25～30 g。平时吃饭用的小汤匙，1 汤匙烹调油约为 10 g，25～30 g 相当于 2.5～3 汤匙。

### (二) 用好血糖生成指数

关于血糖生成指数的研究，让人们对糖尿病饮食有了新的认识。

血糖生成指数反映了食物与葡萄糖相比升高血糖的速度和能力。我国将葡萄糖的血糖生成指数设定为 100。值得一提的是，血糖生成指数以同样重量的食物为前提，因此吃食物的时候不能只看食物的血糖生成指数，还应该注意吃进去的重量。

食物的血糖生成指数越高，血糖升高的速度就越快，因此，糖尿病患者应该选择血糖生成指数较低的食物。通常将血糖生成指数小于 55 的食物称作"低血糖生成指数食物"，血糖生成指数 55～70 的食物称作"中血糖生成指数食物"，血糖生成指数 70 以上的食物称作"高血糖生成指数食物"。平时吃的白馒头、白米粥、白米饭等的血糖生成指数都在 80～90，因此建议糖尿病患者少吃。

一般来说，谷类食物的血糖生成指数都比较低，例如，玉米面粥、玉米渣粥的血糖生成指数在 50 左右，黑米粥和全麦面条的血糖生成指数在 40 左右，这些食物都属于粗粮，建议糖尿病患者适当多食用。

豆类食物不仅血糖生成指数低，而且富含膳食纤维，建议糖尿病患者用豆类食物替代谷类食物。青豆、黄豆、黑豆含有大量营养成分，而且豆制品也是血糖生成指数较低的食物。此外，豆制品还含有丰富的蛋白质与钙等营养成分，这对预防糖尿病并发症也有不错的效果。

鱼、肉、蛋不仅富含水分、脂肪、蛋白质等营养成分，而且含有的糖分十分少，仅为1%～3%，多吃这类食物，不仅可以让身体获得大量营养，还可以防止血糖升高。

蔬菜的血糖生成指数大都在0～45，蔬菜还含有丰富的矿物质和膳食纤维，对于糖尿病患者来说，没有什么食物可以与蔬菜媲美了。蔬菜可以让糖尿病患者的血糖保持在一种平稳的状态，还可以减少心血管疾病的发生。建议糖尿病患者每日最少食用500 g蔬菜，各种蔬菜可以变换着花样来吃，避免口味单一。

水果的血糖生成指数变化相对大一些，很多水果都不适合糖尿病患者食用。研究发现，香瓜、木瓜、凤梨等水果的血糖生成指数比白米饭还要高，因此，糖尿病患者千万不要食用。猕猴桃、葡萄、香蕉等水果的血糖生成指数与糙米饭类似，含糖量相对较低，每天最多可以食用100 g。苹果、梨、李子、樱桃等水果的血糖生成指数都低于白米饭，比较适合糖尿病患者食用，但是值得注意的是，这些水果每天最多只可以食用200 g，千万不要贪嘴多吃。

（三）为自己设计每天的饮食方案

"糖友"每天到底该吃多少食物？如何选择食物的种类？怎样安排一天的饮食？接下来将详细地介绍该如何制订一天的饮食方案。

### 1. 计算每日所需总热量

每日总热量的摄入与性别、年龄、标准体重、活动量有关。首先，算出标准体重，确定自己体型是肥胖、正常还是消瘦；其次，对照表 2-1、表 2-2，确定自己体重和体力活动的档次，得出每天每千克体重所需的热量。最后，将每天每千克体重所需的热量乘以自己的标准体重，得出每天所需的总热量。

表 2-1　体重类型

| 标准体重 /kg | 肥胖度 /% | 肥胖 | 正常 | 消瘦 |
|---|---|---|---|---|
| 实际身高 -105 | ［(实际体重 − 标准体重) / 标准体重］×100% | 超过标准体重 20% | 标准体重 10% 上下范围 | 低于标准体重 20% |

注：身高以厘米计。

表 2-2　每公斤体重所需热量

单位：kcal/（kg·d）

| 劳动强度 | 职业 | 正常 | 肥胖 | 消瘦 |
|---|---|---|---|---|
| 卧床 | | 15 ~ 20 | 15 | 20 ~ 25 |
| 轻体力劳动 | 办公室职员、老师、售货员、钟表修理工 | 30 | 20 ~ 25 | 35 |
| 中体力劳动 | 学生、司机、电工、外科医生、体育活动者 | 35 | 30 | 40 |
| 重体力劳动 | 农民、建筑工、搬运工、伐木工、冶炼工、舞蹈者 | 40 | 35 | 40 ~ 45 |

注：1 kcal ≈ 4.2 kJ，余同。

例如：刘先生，身高 170 cm，体重 80 kg，50 岁，从事办公室工作，平时食量中等。计算刘先生每天所需的热量。

计算标准体重：170−105=65 kg。

判断体重水平：实际体重－标准体重=80−65=15 kg。超过标准体重百分数=15/65×100%=23%，体重属超重（肥胖）。

热量供给：刘先生属于肥胖体型，同时为轻体力劳动者，每公斤体重所需热量为 20～25 kcal/(kg·d)，按照公式计算得出刘先生每天所需总热量为 65×（20～25）=1 300~1 625 kcal。

2. 确定碳水化合物、蛋白质、脂肪供给量

三大营养素占总热量的比例，一般碳水化合物（以主食为主）为50%～60%、蛋白质为 15%～20%、脂肪为 20%～30%。

碳水化合物供给量＝（1 600×60%）÷4=240 g

蛋白质供给量＝（1 600×16%）÷4=64 g

脂肪供给量＝（1 600×24%）÷9=43 g

3. 通过食物交换份得出每天需要的各种食物量

食物交换份：根据食物的来源及性质，将食物分为四大组八小类。每产生 90 kcal 热量的食物为 1 个食物交换份，不同食物每份的重量不同。按每天食物交换份 90 kcal 计算，一天所需的食物份数＝一天所需的总热量 /90。不同热量级糖尿病患者膳食份数见表 2-3。

四大组八小类食物：谷薯组谷薯类；菜果组，包括蔬菜类和水果类；肉蛋豆组，包括豆类、奶类、肉蛋类；油脂组，包

表 2-3　不同热量级糖尿病患者膳食份数分配表

| 总热量 / kcal | 谷薯类 / 份 | 肉蛋类 / 份 | 豆奶类 / 份 | 蔬菜类 / 份 | 水果类 / 份 | 油脂类 / 份 | 总计 / 份 |
|---|---|---|---|---|---|---|---|
| 1 200 | 6 | 3 | 2 | 1 | 0 | 2 | 14 |
| 1 400 | 8 | 3 | 2 | 1 | 0 | 2 | 16 |
| 1 600 | 10 | 3 | 2 | 1 | 0 | 2 | 18 |
| 1 800 | 11 | 3 | 2 | 1 | 1 | 2 | 20 |
| 2 000 | 13 | 3 | 2 | 1 | 1 | 2 | 22 |
| 2 100 | 14 | 3 | 2 | 1 | 1 | 2 | 23 |
| 2 200 | 15 | 3 | 2 | 1 | 1 | 2 | 24 |
| 2 300 | 16 | 4 | 2 | 1 | 1 | 2 | 26 |
| 2 400 | 17 | 4 | 2 | 1 | 1 | 2 | 27 |

括坚果类、油脂类。

刘先生每日所需总热量为 1 300~1 625 kcal，其每日所需食物份数为（1 300~1 625）/90≈14～18 份。

刘先生每日所需三大营养素的份数分别为（按每日所需总热量1 600 kcal 来计算）：

碳水化合物 =18×60%≈11 份

蛋白质 =18×16%≈3 份

脂肪 =18×24%≈4 份

自由交换各类食物：根据自己每天所需的热量，确定每天各类食物所需要的份数，再根据各类食物交换份表（见表 2-4 至表 2-10）来交换食物；在总热量不变的情况下，食物可以换着吃，但要注意，同一类食物可以自由交换，不同类的食物不能交换，如 25 g 的大米可以换成 25 g 的面粉，但不能换成 500 g 的大白菜。

表 2-4　不同类别食物所含营养

| 组别 | 类别 | 每份重量 / g | 热量 / kcal | 蛋白质含量 / g | 脂肪含量 / g | 碳水化合物含量 /g | 主要营养素 |
|---|---|---|---|---|---|---|---|
| 谷薯组 | 谷薯类 | 25 | 90 | 2 | —— | 20 | 碳水化合物 |
| | | | | | | | 膳食纤维 |
| 菜果组 | 蔬菜类 | 500 | 90 | 5 | —— | 17 | 无机盐 |
| | | | | | | | 维生素 |
| | 水果类 | 200 | 90 | 1 | —— | 21 | 膳食纤维 |
| 肉蛋豆组 | 豆类 | 25 | 90 | 9 | 4 | 4 | 蛋白质 |
| | 奶类 | 160 | 90 | 5 | 5 | 6 | |
| | 肉蛋类 | 50 | 90 | 9 | 9 | —— | |
| 油脂组 | 坚果类 | 15 | 90 | 4 | 7 | 2 | 脂肪 |
| | 油脂类 | 10 | 90 | | 10 | | |

表 2-5　谷薯类食物交换份表

| 每份重量 /g | 食物举例 |
|---|---|
| 25 | 大米、小米、玉米面、面粉、通心粉、荞麦面、干粉条、挂面、龙须面、藕粉、苏打饼干 |
| 30 | 切面 |
| 35 | 馒头、烧饼、烙饼、窝窝头、咸面包 |

续表

| 每份重量 /g | 食物举例 |
|---|---|
| 125 | 土豆、芋头 |
| 150 | 山药、红薯 |
| 200 | 鲜玉米（1个、中等大小、带棒芯） |
| 300 | 凉粉 |

表2-6　蔬菜类食物交换份表

| 每份重量 /g | 食物举例 |
|---|---|
| 70 | 鲜豌豆 |
| 150 | 荸荠 |
| 200 | 胡萝卜 |
| 250 | 扁豆、豇豆、蒜薹、洋葱 |
| 350 | 南瓜、油菜、豆苗、丝瓜、菜花 |
| 400 | 辣椒（青椒、尖椒）、柿子椒、白萝卜、茭白、冬笋 |

表2-7　奶类食物交换份表

| 每份重量 /g | 食物举例 |
|---|---|
| 20 | 全脂奶粉 |
| 25 | 脱脂奶粉、乳酪 |
| 130 | 酸奶（无糖） |
| 160 | 牛奶、羊奶 |

表2-8 水果类食物交换份表

| 每份重量/g | 食物举例 |
|---|---|
| 150 | 柿子、香蕉、荔枝 |
| 200 | 苹果、橘子、橙子、菠萝、猕猴桃、梨、葡萄、杏、柚子、桃 |
| 300 | 杨桃、草莓 |
| 500 | 西瓜 |

表2-9 豆类食物交换份表

| 每份重量/g | 食物举例 |
|---|---|
| 20 | 腐竹 |
| 25 | 黄豆、干豌豆、绿豆、红豆、芸豆、大豆粉 |
| 50 | 豆腐干、豆腐丝 |
| 70 | 毛豆 |
| 100 | 北豆腐 |
| 150 | 南豆腐（嫩豆腐） |
| 400 | 豆浆（黄豆25 g加水磨浆） |

表2-10 肉蛋类食物交换份表

| 每份重量/g | 食物举例 |
|---|---|
| 20 | 香肠、熟火腿 |
| 25 | 猪肥肉 |
| 35 | 午餐肉、熟酱鸭、熟酱牛肉 |
| 50 | 牛肉、羊肉、猪瘦肉、鸭肉、鹅肉 |

| 每份重量 /g | 食物举例 |
| --- | --- |
| 60 | 鸭蛋、鸡蛋、松花蛋（均为 1 个、带壳），鹌鹑蛋（6 个、带壳） |
| 80 | 草鱼、带鱼、大黄鱼、鳝鱼、鲫鱼、黑鲢鱼、青虾、对虾、鲜贝 |
| 100 | 水发鱿鱼、蟹肉、兔肉 |
| 150 | 鸡蛋清 |
| 350 | 水发海参 |

4. 确定一日三餐总热量的分配比例

早餐的量应少一些，因为人体的生理规律是上午肝糖原分解旺盛，若早餐量多，容易发生早餐后血糖过高。三餐的比例可为早餐 1/5、午餐 2/5、晚餐 2/5，如果两餐之间有加餐，应从上一餐的热量中减去加餐所产生的热量。这样能防止一次进食量过多而出现餐后血糖过高，同时还能防止进食量过少而发生低血糖。

食物的烹饪方法：以炖、煮、清蒸、烩、凉拌为佳，避免煎、炸、过油红烧。减少食盐的用量，每日食盐不超过 6 g，约 500 mL 矿泉水 1 瓶盖。同时，别忽视了酱油、辣酱等的含盐量。可用醋、柠檬汁代替调味品。

（四）糖尿病患者适合选择的食物

尽管糖尿病患者需要进行饮食治疗，但是这并不妨碍其饮食的丰富多样，从健康的角度看，多样化的饮食对身体是有利的，糖尿病患者在选择食物时要注意不同食物对血糖和代谢的影响，合理搭配食物。

### 1. 粗杂粮

粗杂粮含有比较丰富的膳食纤维、矿物质、B 族维生素，而且血糖生成指数比细粮低，很适合糖尿病患者选用。一般来说，加工精度越高的主食，进入体内吸收得越快，血糖升高的速度就越快。所以要想控制好血糖，一定要少吃精米精面，多吃粗杂粮，建议在一天的主食量中粗杂粮占到 1/3，如一天的主食量是 200～250 g（4～5 两），那粗杂粮 75 g（1 两半）左右就比较合理。

### 2. 大豆及豆制品

大豆和豆制品含有丰富的优质蛋白质，但不含饱和脂肪和胆固醇，而且其中所含的豆固醇有降低血胆固醇的作用，所以很适合糖尿病患者食用。但对于糖尿病患者来说，豆制品一定要跟动物肉类对换。一般来说，50 g（1 两）豆腐丝 =50 g（1两）豆腐干 =100 g（2 两）北豆腐 =150 g（3 两）南豆腐 =50 g（1 两）瘦肉类。假如一天的瘦肉类定量是 150 g（3 两），而今天已经吃了 100 g（2 两）豆腐丝，那瘦肉类就只能吃 50 g（1 两）。

### 3. 蔬菜和菌藻

蔬菜和菌藻类食物含有丰富的膳食纤维，可以延缓餐后血糖升高。尤其是绿叶蔬菜所含的膳食纤维最为丰富（我国成人膳食纤维建议摄入量每日 25～30 g），如油菜、小白菜、大白菜、芹菜、芥蓝、菠菜等，建议糖尿病患者每日食用 300～500 g。根茎类蔬菜，如土豆、芋头、山药等，碳水化合物含量比较高，可以把它们当作主食来食用。糖尿病患者可经常食用菌藻类食物，如蘑菇、香菇、木耳、海带、紫菜等，一般每周 1～2 次海带或紫菜、1～2 次蘑菇或木耳。

4. 坚果

坚果富含油脂，主要是不饱和脂肪酸。此外，坚果还含有一定量的植物蛋白、钾、镁、膳食纤维、维生素 E 等人体必需的营养物质。不同坚果的脂肪含量是不同的，要尽量选用脂肪含量低一点的坚果。比如杏仁、腰果、松子等脂肪含量较高，糖尿病患者最好不要食用，而西瓜子、花生、核桃等脂肪含量相对较低，可以每天一小把。

5. 肉类

中国营养学会建议健康成年人每天肉类的摄入量为：畜禽类 40～75 g，鱼虾类 40～75 g，每天肉类的总摄入量为 80～150 g。对于糖尿病患者而言，肉类所含碳水化合物极少，对血糖的影响并不大，所以每天摄入肉类的总量与普通人差异不大。但可以在这个基础上适当减少红肉的摄入量，增加白肉的摄入量；同时多吃新鲜肉，少吃加工肉，烹调方式以炖、煮、蒸为主。

6. 维生素及微量元素

B 族维生素可改善糖尿病患者神经病变的症状，可适当补充，尤其是长期服用二甲双胍的患者，建议适当补充维生素 $B_{12}$；锌、铬是葡萄糖代谢、胰岛素合成的辅助因子，是促进代谢的重要微量元素，对改善糖尿病代谢紊乱有益，并可提高糖尿病患者的抵抗力，可适当补充。此外，糖尿病患者常伴随骨质疏松，建议适当补充钙和维生素 D。要强调的是，微量元素的补充要适量，不可过量，过量会中毒，产生严重的副作用。

7. 水果

科学吃水果，血糖不蹿高。对于吃水果，很多"糖友"都很纠结，一方面难以抵御水果的美味诱惑，另一方面又担心水果含糖太多，不利于血糖的控制。究竟该如何吃水果呢？如果在一段时间内，血糖稳定在餐前低于 7.0 mmol/L，餐后低于 11.1 mmol/L，糖化血红蛋白低于 7.0%，血糖控制平稳，就可以吃水果。水果应在两餐之间作为加餐食用，也就是饭前 1 小时或饭后 2 小时左右吃水果比较合适。应选择血糖生成指数较低的水果，如苹果、梨、桃、柚子、樱桃等。应将摄入的水果热量计算在每天的总热量内，一般情况下，每天不超过 200 g，大约相当于 25 g 主食的热量。如果因为血糖控制不好而暂时停止吃水果，可以用能生吃的蔬菜替代，如西红柿、黄瓜等。

（五）糖尿病患者应尽量少吃的食物

建议糖尿病患者尽量避免食用可导致血糖大幅波动的食物，此外，应当避免食用导致动脉粥样硬化的食物。

（1）糖制甜食：如红糖、白糖、各式各样的甜点心和甜饮料、蜂蜜、果酱等，也包括无糖糕点。这些无糖糕点尽管常常使用木糖醇等甜味剂代替蔗糖，但是糕点中使用了大量富含饱和脂肪的动植物油脂，通常不利于血糖和血脂管理。

（2）富含饱和脂肪的动物油脂：炒菜宜选用含不饱和脂肪的植物油，如花生油、橄榄油、大豆油、山茶油、玉米油、葵花籽油等，而且需要将每日用量控制在 20～25 g。

（3）富含胆固醇的肝、肾、脑等内脏类食物。

（4）富含反式脂肪酸的食物：如氢化植物油，也就是常说的富含反式脂肪酸的人造黄油，这类食物可使低密度脂蛋白胆固醇升高，导致动脉粥样硬化。

二、合理运动是血糖控制的"助推器"

（一）合理运动对糖尿病患者的益处

现代医学有多种证据都能够证实，规律的运动可以降低心血管疾病、脑卒中、直肠癌等疾病的病死率，也能降低糖尿病的发生风险。科学和合理的运动对血糖的控制可谓好处多多。

（1）运动可以改善胰岛素敏感性。胰岛素敏感性降低是糖尿病发病的重要机制之一，所以运动对糖尿病有重要的治疗价值。

（2）运动可以调节脂质代谢，减少体内过剩的脂肪及减轻体重。

（3）运动可以直接消耗葡萄糖。持续运动时，肝脏和肌肉内储存的糖原分解成葡萄糖，为运动提供能量，葡萄糖不断消耗，血糖逐渐下降，高血糖状态得到缓解，而在运动后，肝脏和肌肉又使葡萄糖转化为糖原储存，使血糖持续下降。

（4）运动可以改善糖尿病患者心、肺、肾脏功能，促进全身代谢，预防并发症的发生。

（5）运动可以改善糖尿病患者体质、增强其抵抗力，减少感染风险。

**（二）不是每个糖尿病患者都适合运动**

1. 适合运动的人群

稳定的 1 型糖尿病患者；2 型糖尿病患者，特别是肥胖的 2 型糖尿病患者；妊娠期糖尿病患者；糖耐量异常及糖尿病高危人群。

2. 不适合运动的人群

（1）病情控制不佳（空腹血糖>16.7 mmol/L 或者血糖波动很明显）的患者。这类患者在血糖没有得到很好控制之前不宜运动。

（2）近期有明显眼底出血、视网膜脱离及青光眼的患者，应在病情控制后再运动。

（3）患有糖尿病肾病，肾功能不全者，尿中有蛋白、红细胞及管型者，应减少运动量。

（4）糖尿病并发高血压患者，血压高于 180/110 mmHg 时，应暂停运动。

（5）糖尿病伴心律失常、心功能不全，轻度活动即发生心绞痛，或者4周内有新发心肌梗死的患者，应停止运动。

（6）有明显糖尿病神经病变，影响四肢、肌肉的感觉和运动的患者，必须在有效的保护和监测下运动。

（7）糖尿病足病患者必须进行评估，根据结果适量运动，严重者不宜运动。

（8）有糖尿病急性并发症的患者不适合运动，包括急性感染、酮症酸中毒、高渗性昏迷等。

（9）新近发生过血栓、经常有脑供血不足的患者不适合运动。

（10）妊娠、腹泻、呕吐、不能进食、有低血糖危险以及血糖太高、胰岛素用量太大、病情易波动的患者，应慎用或禁用运动疗法。

（三）适宜的运动强度

运动强度是运动疗法的核心，如果运动强度过小，会达不到降低血糖的目的；如果运动强度过大，容易带来运动损伤（如关节磨损、脱臼、扭伤等），增加心血管系统的负担，甚至造成心血管意外事件。所以，对于糖尿病患者来说，运动时需把握好运动强度。临床上，一般采用目标心率和自觉疲劳程度分级（RPE）来判断患者的运动量是否合适。前者属于客观指标，后者属于主观指标。

1. 利用脉率和恢复期脉搏评定运动强度

一般认为，运动中的目标心率为最大心率的60%～80%比较适宜。

$$最大心率 =220 - 年龄值$$

由于心率不便测量，所以日常生活中用脉率来代替。

运动中脉率是指在运动的整个过程中，任一时刻所测得的每分钟脉搏数。

举例来说，一个 50 岁的人，运动中适宜的脉率为 $(220-50)$ × $(60\% \sim 80\%)$ =102 ~ 136 次 /min。

此外，恢复期脉搏也可以用来评定运动强度。每次锻炼结束后 5 ~ 10 min 测脉搏，并与运动前脉搏相比较。

高出运动前脉搏 6 ~ 9 次 /10 s，说明运动量过大。

高出运动前脉搏 2 ~ 5 次 /10 s，说明运动量适度。

若基本恢复安静状态下脉搏，说明运动量偏小。

注意：如果是年龄大于 40 岁、病程超过 10 年、有心血管疾病症状与体征的患者，要结合自己的其他生理生化指标（如体重、血压、肺活量、心电图、尿常规等）来综合判断。只有无其他并发症的糖尿病患者，才可以参照普通成人的目标心率来运动。

2. 利用自觉疲劳程度分级评定运动强度

自觉疲劳程度量表是一个非常实用的工具，既适合患有某种心脏疾病、脉搏测量不准确的人，也适合普通人，大家可以根据表 2-11 来打分。

表2-11 自觉疲劳程度分级

| 评分 | 用力程度 |
|---|---|
| 6 | 完全没有用力的感觉 |
| 7 | 非常轻松 |
| 8 | |
| 9 | 很轻松 |
| 10 | |
| 11 | 较轻松 |
| 12 | |
| 13 | 有点累 |
| 14 | |
| 15 | 累 |
| 16 | |
| 17 | 很累 |
| 18 | |
| 19 | 非常累 |
| 20 | |

当评分小于12（轻松）时，运动心率相当于最大心率的40%~60%，心率和呼吸频率不会大幅度增加，身体会微微发热，例如散步、遛狗、做家务等。

当评分为13或14（有点累）时，运动心率相当于最大心率的60%~75%，心率会增加，但可以说话，只是会有些喘，周身发热、微微出汗，例如健步走、跳舞、慢速骑车、打太极拳等。

当评分为 15 或 16（累）时，运动心率相当于最大心率的 75%～90%，心率和呼吸频率会大幅度增加，大汗淋漓，气喘吁吁，例如骑行、跑步、游泳、搬重物、爬楼梯、打网球等。

普通糖尿病患者以评分 13 或 14 的主观感觉较为合适。

### （四）合理的运动时长和运动频率

一般在适宜运动强度的基础上，每次应该运动 30～60 min，每日 1 次或每周 3～5 次。但原则上单次最长运动时间不应该超过 60 min，以避免关节和肌肉损害。运动量由运动强度和运动时间共同决定，高强度运动则可适当缩短运动时间，低强度运动则需适当延长运动时间。高强度运动每周至少 3 次，每次至少 30 分钟，运动间隔期不应超过 3 天。运动方案的进度取决于糖尿病患者的体能、身体状态、年龄和目标，可分为 3 个阶段。

（1）开始阶段：运动强度可为最大运动强度的 50%～60%，包括肢体柔韧性练习和低强度的有氧运动。该阶段可维持 3～5 周，病情稳定者可缩短，伴有慢性并发症或其他慢性疾病尤其是心脏病者可延长。

（2）改善阶段：可较快进展，在 2～3 周内达到最大运动强度的 60%～80%，在原有运动方式的基础上建议增加每周≥2 天的中等或高强度力量练习。

（3）维持阶段：维持运动负荷不变，可增加感兴趣的不同种类的运动项目。

要牢记的是，持之以恒地运动才能发挥良好的治疗作用。

运动所产生的积极作用，在运动后 1～2 周就可以表现出来，但若停止运动，则 1～2 天之后，前一次运动所产生的良好效果就会消失。因此，糖尿病运动治疗"贵在坚持"。

(五) 合适的运动项目

运动项目有很多，大体上可分为两种：静态运动和动态运动。静态运动指体位相对固定的运动，其作用主要是锻炼肌肉，防止肌纤维减少和肌肉萎缩，常见的运动有扩胸运动、举重、仰卧起坐、平举哑铃等。动态运动指体位相对变化的运动，分为有氧运动（即恒常运动，持续 5 min 以上还有余力的运动）和无氧运动（即负荷强度高、瞬时性强的运动），选择有氧运动还是无氧运动，既要看自己的锻炼目的是什么，也要根据自身的实际情况来确定。有氧运动的强度相对较低，比较安全，机体各器官所承受的负荷也相对较小，不易出现损伤；无氧运动的强度相对高，机体各器官所承受的负荷也相对较大。对于年轻人来说，想提高自己的身体素质、提高机体承受剧烈运动的能力，应该安排一定比例的无氧运动。而年纪相对较大的人，则应该以有氧运动为主，无氧运动要适量。相对来说，糖尿病患者进行运动治疗以有氧运动为主，无氧运动为辅。

1. 散步

缓慢走每分钟 70～90 步，普通走每分钟 90～120 步，快速走每分钟 120～140 步，每天至少走 10 000 步。

2. 跑步

慢速放松跑：指比走路快一点的锻炼方式，适合老年人或体弱者。全身肌肉放松，步伐轻快，双臂自然摆动，呼吸以不喘大气为宜，时间以每日 20～30 min 为宜，每周 5～6 次，也可隔日 1 次。

变速跑：指快跑和慢跑交替进行的一种锻炼方式，适合体质较好者。

跑走交替：指跑一阵后再走一阵的锻炼方式，适合初学初练者或体弱者。

3. 骑车

骑车一般应在 30 min 以上，运动量适中，主要靠骑车速度和时间调节，一般以心率 120～140 次 /min 为宜。

4. 爬楼

爬楼对人体热量消耗较大，是适合体质较好的肥胖者的一种减肥方法。

5. 跳绳

可以采用先双脚同时落地，再双脚轮流起跳的方式，落地时脚尖先着地而不是全脚掌着地。每次持续跳 5～10 min，每天跳 3～5 次，每周跳 5 天，制订合适的计划并循序渐进。

6. 游泳

水的传热性比较高，是空气的 26～28 倍，相同情况下，人在水中消耗的热量比在空气中消耗的热量多得多，所以游泳是一种非常有效的减肥方式，但在游泳前必须做好准备工作，活动好各个关节。每天游泳 1~2 h，量力而行。

7. 减肥操

根据年龄、工作、体力和运动基础选择适合自己的减肥操，每次至少运动 30 min，而且要持之以恒。

（六）运动疗法的注意事项

（1）运动前后记得测量血糖。运动前监测血糖，预防低血糖和酮症。如果运动前血糖低于 5.6 mmol/L，应进食甜食或甜饮料等碳水化合物后再运动，否则极易在运动过程中发生低血糖。如果运动前空腹状态下血糖高于 16.7 mmol/L，暂时不能运动，应待血糖控制后再开始运动。

运动后监测血糖，可以评估运动效果。如果运动后发现血糖总是偏低，可以减少运动量，也可以适当进食；反之，如果运动后血糖仍然偏高，可以增加运动量并适当控制饮食。

（2）餐后 30~45 min 是开始运动的合理时间。建议晨练安排在上午 9 点以后，下午运动较晨练更有助于降低血糖。

（3）糖尿病患者在开始锻炼前应充分考虑自身的身体状况。最好到医院做一个全身体检，了解一下自己除了血糖不正常外，是否还有其他健康问题。特别是与糖尿病密切相关的疾病，包括大血管病变，如动脉粥样硬化及冠心病等；微血管病变，如视网膜及肾脏病变等。根据自身健康状况，在医生的指导下制订运动方案。

（4）外出时间较长的运动应备足水及食物，一定要随身带一些糖，以便在发生低血糖时应急。

（5）糖尿病患者运动时穿的鞋袜一定要合脚且不磨脚、干净且透气性好。运动后检查双脚有无红、肿、热、痛的现象，如果有，一定要及时护理。这样做的目的是预防糖尿病足的发生。

（6）运动前先热身。运动前先做 5～10 min 伸展运动，尤其要注意伸展那些将要用到的肌肉群和身体部位。然后开始做10 min 左右的低强度有氧运动，让肌肉做好准备，同时让身体变暖，以适应运动。

# 第三章　糖尿病的监测和用药

一、做好病情监测，控制血糖波动

（一）糖尿病患者需要监测的指标

糖尿病是一种慢性、终身性、全身性疾病，因此规律、全面的病情监测是非常重要的。

1. 血糖控制状况

血糖升高是糖尿病的基本问题。能否很好地控制血糖是糖尿病治疗和预后的核心问题，因此血糖的监测必不可少。建议依病情、治疗方案确定测量次数，一般每日 2~7 次。

2. 糖化血红蛋白

一般情况下，糖化血红蛋白的控制目标是<7%。治疗初期或者血糖控制不理想的患者，建议每 3 个月查 1 次，达到血糖控制目标后，可延长为每 6 个月查 1 次。

3. 体重指数（BMI）

肥胖可以导致胰岛素抵抗加重，使血糖的控制难上加难，还可增加心脑血管疾病的发生风险。所以，糖尿病患者应密切关注体重，尽量使体重保持在正常的范围，建议每 3 个月测量 1 次体重、腹围和臀围。

### 4. 血压

每 3 个糖尿病患者中就有 2 个患有高血压。高血压可增加冠心病、脑卒中、眼部疾病和肾脏疾病的发生风险。建议糖尿病患者每 3 个月查 1 次血压，如果合并高血压则每周查 1 次血压。

### 5. 血脂

血脂包括总胆固醇（TC）、甘油三酯（TG）、低密度脂蛋白胆固醇（LDL-C）及高密度脂蛋白胆固醇（HDL-C）。糖尿病本身会增加患者心脑血管疾病的发生风险，当同时存在血脂异常的时候，风险将会更高。因此，把血脂控制在目标范围内，可有效降低糖尿病患者发生冠心病和脑卒中的风险。建议糖尿病患者每年至少检查 1 次血脂，合并血脂异常者，每 6 个月查 1 次血脂。

### 6. 足部

糖尿病足是糖尿病最严重和治疗费用最高的慢性并发症之一，早期正确的预防和治疗可以使 45%～85% 的患者免于截肢。因此，糖尿病患者应每天仔细检查足背到足底，特别要注意足趾缝间，必要时可以由家人帮助检查，如发现有任何异常，应立即到医院就诊。

7. 眼底

糖尿病可引起的眼部并发症包括青光眼、白内障和视网膜病变。视网膜病变是糖尿病严重的慢性并发症之一，是导致糖尿病患者失明的主要原因。一般来说，糖尿病病史越长，发生视网膜病变的概率就越大。糖尿病患者患病 5～9 年后，约 10% 的患者会发生视网膜病变；患病 25 年后，80%～90% 的患者会发生视网膜病变。因此，糖尿病患者初诊时就应该做眼底检查，以后每年至少 1 次，观察眼底病变有无进展。

8. 尿微量白蛋白

微量白蛋白尿是糖尿病影响肾脏的早期征象，出现微量白蛋白尿的 2 型糖尿病患者具有出现严重肾脏并发症的高风险。一旦由微量白蛋白尿发展为蛋白尿，肾功能进一步减退将不可避免。进入血液透析疗程的慢性肾衰竭患者的预期生存期大约只有 2 年。因此，糖尿病患者定期进行有效的微量白蛋白尿检查是必要的。建议每年至少检查 1 次尿微量白蛋白。

9. 神经病变

糖尿病神经病变是众多并发症中最容易被患者感知的，也是最早出现的。神经系统遍布全身，可以有多种临床表现，同时可以造成很严重的后果。建议糖尿病患者每年至少进行 1 次糖尿病神经病变检查。

**（二）糖尿病患者综合控制的目标**

做任何一件事情都要有一个明确的奋斗目标，控制血糖也不例外。糖尿病是一种复杂的全身性疾病，对于糖尿病患者来说，控制目标不是一个简单的数值。表 3-1 列出了糖尿病综合控制的目标，这是"糖友"共同努力的方向。

表 3-1　中国 2 型糖尿病的控制目标

| 控制指标 | | 目标值 |
| --- | --- | --- |
| 血糖 | 空腹 | 3.9～7.2 mmol/L |
| | 非空腹 | ≤10 mmol/L |
| 糖化血红蛋白 | | <7% |
| 血压 | | <130/80 mmHg |
| 高密度脂蛋白胆固醇 | | >1.0 mmol/L（男性） |
| | | >1.3 mmol/L（女性） |
| 甘油三酯 | | <1.7 mmol/L |
| 低密度脂蛋白胆固醇 | | <2.6 mmol/L（未合并冠心病） |
| | | <1.8 mmol/L（合并冠心病） |
| 体重指数 | | <24 kg/m² |
| 尿白蛋白 / 肌酐比值 | | <2.5 mg/mmol（男性） |
| | | <3.5 mg/mmol（女性） |
| 尿白蛋白排泄率 | | <20 μg/min（30 mg/d） |
| 主动有氧活动 | | ≥150 min/ 周 |

## （三）糖尿病患者的自我血糖监测（SMBG）

### 1. 自我血糖监测

自我血糖监测指糖尿病患者在家中利用便携式血糖仪采取

手指尖的血(外周毛细血管血)进行的血糖检测。

自我血糖监测可以显示降糖治疗方案是否有效、是否出现低血糖，也可以观察饮食或运动对血糖的影响，掌握自己血糖的变化规律。当血糖波动较大时，血糖监测可及时记录血糖波动情况，发现血糖波动的原因，从而为医生制订更合理的治疗方案提供坚实可靠的依据。因此，自我血糖监测对血糖控制是非常必要的。规范的自我血糖监测可使糖尿病死亡风险降低一半，并发症(如心脏病、失明和截肢)发生风险降低三分之一。所以，关注自己的血糖对糖尿病患者来说就是一种健康保障。

2. 自我血糖监测的频率

自我血糖监测的频率取决于治疗的目标和方式。

血糖控制差的患者或病情危重者应每天监测4～7次，直到病情稳定，血糖得到控制。当病情稳定或已达到血糖控制目标时可每周监测1～2次。

使用胰岛素治疗者在治疗开始阶段每日至少监测血糖5次，达到治疗目标后每日监测血糖2～4次；使用口服药物和实施生活方式干预的患者达到治疗目标后每周监测血糖2～4次。

3. 自我血糖监测的时间

空腹血糖：测空腹血糖之前应该禁食8～12 h(不能吃任何东西，但可以喝少量清水)。早晨7～9点测量，8点左右最好。测量前一天晚饭正常吃，不能刻意控制饮食，否则并不能反映平时血糖水平。测量空腹血糖前不要空腹锻炼，谨防低血糖的发生。

餐前血糖：一般指餐前半小时左右测的血糖。血糖高或有低血糖风险的患者（老年人、血糖控制较好者）应该首先测定三餐前血糖。

餐后血糖：指从进餐的第一口算起的餐后 2 小时测的血糖。餐前血糖已获得良好控制但糖化血红蛋白仍不达标的患者，应该测餐后血糖。

睡前血糖：指睡觉前（晚上 9：00～10：00）测的血糖。监测睡前血糖有助于保证睡眠的安全，避免出现夜间低血糖。适用于注射胰岛素的患者，特别是晚餐前注射胰岛素或使用中、长效胰岛素的患者。

夜间血糖：适用于胰岛素治疗已接近治疗目标而空腹血糖仍高者。

出现低血糖症状时应及时监测血糖。

剧烈运动前后宜监测血糖。

4. 使用家用血糖仪的注意事项

采血方法需正确。在指尖两侧皮肤较薄处采血不仅可以减少疼痛，而且出血量足。采血之前要将手用肥皂清洗干净，可将手臂下垂几十秒以便血液流到手指。每次采血时都要更换一次性针头，并做好消毒工作。若在皮肤还残留酒精时就采血，会导致检测值偏低，因此需待酒精挥发后再采血。测量时不要过分挤压手指，轻轻推压两侧血管至手指前端三分之一处，让血慢慢溢出即可。

血糖仪代码与试纸条代码必须一致。测量前应核对血糖仪显示的代码，确保其与试纸条包装盒上的代码一致。注意，每台血糖仪都有相对应的试纸条，不可与其他种类的仪器交叉使用。购买与使用前均应注意检查试纸条包装盒上的有效期，不要使用过期的试纸条，以免影响检测结果。瓶装的试纸条打开后必须在 3 ~ 4 个月内使用完。

试纸条需避光避湿保存。试纸条易受温度、湿度、化学物质的影响，应保存在干燥、阴凉处，避免阳光照射，每次使用后需密封保存。

血糖仪需校准和清洗。血糖仪常会受到环境中灰尘的污染，在使用时血液也会不小心沾染到仪器的测试区，从而对结果造成影响，因此在测血糖前需留意仪器是否清洁。长期不校准血糖仪，也会使结果出现误差。第一次使用血糖仪和换用新的试纸条时，都需要进行校准。在血糖仪受到大的撞击或跌落在地时，最好也检查一下其准确性。


二、根据病情合理用药，谨遵医嘱

目前还没有哪一种药物能够完全根治糖尿病，所以治疗糖尿病并没有最好的药物，只有最适合某一个人的药物。所用药物既要与这个患者的治疗对路，又要考虑其经济问题。治疗糖尿病，必须因人施治、个体化治疗、防治结合、综合达标。

## （一）常见降糖药物及注意事项

1. 双胍类药物

双胍类药物是传统"老"药，最常用的是二甲双胍。《中国 2 型糖尿病防治指南（2020 年版）》推荐二甲双胍为 2 型糖尿病患者控制高血糖的一线用药和联合用药中的基础用药。

主要作用：抑制肠道葡萄糖吸收，抑制食欲；抑制肝糖原输出；增加周围组织对葡萄糖的转运、利用及氧化；通过改善外周胰岛素抵抗而降低血糖，单用不会导致低血糖。

服药时间：可饭后服用，若无胃肠道反应亦可饭前服用。

常见副作用及注意事项：

（1）很多患者初次服用双胍类药物时可能会出现恶心、呕吐等胃肠道反应。针对这种情况，可以尝试少量、餐后服药，后逐步增加剂量。

（2）肝、肾功能损害。

（3）乳酸性酸中毒。

（4）加重酮症酸中毒。

（5）服用二甲双胍时饮酒易导致乳酸性酸中毒，应尽量避免饮酒。

2. 磺脲类胰岛素促泌剂

主要作用：刺激胰岛 β 细胞分泌胰岛素；加强胰岛素介导的肌肉、脂肪组织对葡萄糖的摄取和利用；第三代格列美脲具有抗动脉粥样硬化的作用，对大血管病变有一定的保护作用。

服药时间：最佳服药时间是进餐前 20～30 min。

常见副作用及注意事项：

（1）低血糖反应：是磺脲类药物最主要、最危险的副作用。

（2）体重增加。

（3）患者需掌握低血糖的症状及处理原则。

（4）磺脲类药物普遍存在继发性失效的问题，一定要定期复查血糖，及时调整治疗方案。

药物有格列本脲、格列吡嗪、格列齐特、格列喹酮、格列美脲等。

3.非磺脲类（格列奈类）胰岛素促泌剂

主要作用：通过刺激胰岛素的早期分泌而降低餐后血糖，模仿胰岛素生理性分泌；具有吸收快、起效快和作用时间短的特点，故又名餐时血糖调节剂。

服药时间：需在餐前即刻服用，不进餐不服药，可单独使用或与其他降糖药联合应用。

常见副作用及注意事项：

（1）低血糖：发生率较磺脲类药物相对较少，也较轻微。

（2）视觉异常。

（3）胃肠道反应：腹痛、腹泻、恶心、呕吐和便秘。

（4）肝酶升高：治疗期间发生，多为轻度和暂时性升高。

（5）过敏反应：皮肤瘙痒、发红、荨麻疹。

药物有那格列奈、瑞格列奈等。瑞格列奈非常适合合并肾脏病变的 2 型糖尿病患者。

4. α - 糖苷酶抑制剂

主要作用：抑制小肠壁细胞和寡糖竞争，与 α - 葡萄糖苷酶可逆性结合，抑制酶的活性，使淀粉类食物分解为葡萄糖的速度减慢，从而延缓碳水化合物的降解，造成肠道葡萄糖吸收缓慢，降低餐后血糖。不增加胰岛素分泌，单用不会导致低血糖。

服药时间：最佳服药时间是开始吃第一口食物时嚼服；未进餐或未进食碳水化合物时，服用效果不佳。

常见副作用及注意事项：

（1）常见胃肠道反应，如胃肠胀气和肠鸣音、排气增多、腹痛和腹泻等，一般服药数周后上述症状可减轻或消失。

（2）偶见红斑、皮疹和荨麻疹等皮肤过敏反应。

（3）个别患者在大剂量使用时会发生无症状的肝酶升高，故应在用药前 6～12 个月监测肝酶的变化，停药后肝酶值会恢复正常。

（4）服药期间患者如果出现低血糖，不能食用淀粉类食物纠正低血糖，需使用葡萄糖或蜂蜜等单糖。

药物有阿卡波糖（拜唐苹、卡博平）、伏格列波糖（倍欣）等。

5. 常用的胰岛素增敏剂——噻唑烷二酮类药物

噻唑烷二酮类药物主要通过提高肝脏、肌肉和脂肪等组织细胞对胰岛素的敏感性，改善胰岛素抵抗而发挥降糖作用。单独使用不会引起低血糖。

服药时间只需要相对固定，无须考虑和进食的关系。

常用的药物有罗格列酮和吡格列酮等。

6. 常用的二肽基肽酶（DPP-4）抑制药

DPP-4 抑制药主要通过抑制体内 DPP-4 的活性而减少胰高血糖素样肽 -1（GLP-1）的灭活，使内源性 GLP-1 的水平升高。GLP-1 只在高血糖状态下才能刺激胰岛素的分泌，从而发挥降糖作用，在血糖正常时，GLP-1 则不会增加胰岛素的分泌，也就不会使血糖进一步降低。因此，DPP-4 抑制药的降糖作用呈现血糖依赖性的特点。

常用的药物有西格列汀、沙格列汀和利格列汀等。

DPP-4 抑制药的副作用少见，很少引起低血糖，可有轻度胃肠道反应，如恶心、呕吐、食欲减退等。

7. 钠 - 葡萄糖协同转运蛋白 2（SGLT-2）抑制药

正常人血中的葡萄糖会在肾脏历经先被滤过再被重吸收的过程，最终只有不到 1% 的葡萄糖通过尿液排出体外，而 90% 的葡萄糖在肾脏的重吸收是由 SGLT-2 来主导完成的。因此，SGLT-2 抑制药通过抑制 SGLT-2 的活性，阻止葡萄糖在肾脏被重吸收，增加葡萄糖经尿液的排泄而起到降糖作用。

药物主要有坎格列净、达格列净等。

副作用主要是女性生殖器真菌感染和泌尿道感染，可能与该类药物使尿中葡萄糖浓度显著升高有关。

8. GLP-1 受体激动剂

GLP-1 受体激动剂通过激动 GLP-1 受体，模拟 GLP-1 的效应而发挥降糖作用。GLP-1 受体激动剂以降低餐后血糖为主，很少出现低血糖反应，同时可抑制食欲，故减肥效果很显著。

常用的药物有艾塞那肽和利拉鲁肽。

### （二）胰岛素治疗

1. 适合胰岛素治疗的人群

对于 2 型糖尿病患者来说，当通过饮食、适当运动和多种口服降糖药联合治疗效果差或不良反应大、无法耐受时，可考虑使用胰岛素治疗，以稳定病情。此外，如果患者觉得服用多种口服降糖药很麻烦，想要一种简单的治疗方案或者已有肾脏或肝脏损害时，也可以改用胰岛素治疗。

胰岛素的适应证包括：①1 型糖尿病；②糖尿病急性并发症，如酮症酸中毒、高渗性昏迷；③急性应激，如严重感染、手术、创伤等；④糖尿病严重慢性并发症；⑤饮食和口服降糖药控制不佳的 2 型糖尿病，包括磺脲类药物原发失效和继发失效；⑥严重肝肾功能异常、慢性消耗性疾病等；⑦明显消瘦；⑧肝、肾衰竭；⑨各种继发性糖尿病（如胰腺切除等）；⑩合并严重并发症，如视网膜病变、肾病、心脏疾病、脑血管意外等。还有一些情况需要临时使用胰岛素，比如急性大手术、严重感染、急性心肌梗死等，待病情稳定、症状改善之后，可以逐步改为口服降糖药治疗。

2. 胰岛素制剂的剂型

胰岛素制剂一般为皮下或静脉注射。按来源可分为动物源胰岛素（猪、牛胰岛素）、人胰岛素和胰岛素类似物3种。人胰岛素（如低精蛋白锌胰岛素）比动物源胰岛素（如普通猪胰岛素）能更少地引起免疫反应。胰岛素类似物（如门冬胰岛素、赖脯胰岛素、甘精胰岛素）比人胰岛素更符合生理状态下胰岛素分泌及作用模式。

按作用快慢和维持时间长短可分为短效胰岛素、中效胰岛素、长效胰岛素和预混胰岛素4类。短效胰岛素主要控制餐后高血糖；中效胰岛素主要控制两餐后高血糖，以第二餐为主；长效胰岛素主要提供基础胰岛素；预混胰岛素为短效胰岛素与中效胰岛素的混合制剂。常见胰岛素及其作用特点见表3-2。

表3-2  常见胰岛素及其作用特点

| 胰岛素制剂 | 举例 | 起效时间 /h | 峰值时间 /h | 作用持续时间 /h |
|---|---|---|---|---|
| 短效胰岛素 | 诺和灵 R | 0.5～1.0 | 1～3 | 6～8 |
| 速效胰岛素类似物（门冬胰岛素） | 诺和锐 | 0.17～0.25 | 1～2 | 4～6 |
| 速效胰岛素类似物（赖脯胰岛素） | 优泌乐 | 0.17～0.25 | 1.0～1.5 | 4～5 |
| 速效胰岛素类似物（谷赖胰岛素） | 艾倍得 | 0.17～0.25 | 1～2 | 4～6 |
| 中效胰岛素 | 诺和灵 N | 1～2 | 4～12 | 24 |
| 长效胰岛素 | 来得时 | 3～4 | 10～20 | 36 |

| 胰岛素制剂 | 举例 | 起效时间 / h | 峰值时间 /h | 作用持续时间 /h |
|---|---|---|---|---|
| 长效胰岛素类似物（甘精胰岛素） | 来得时 | 1.5～2.0 | 无 | 24 |
| 长效胰岛素类似物（地特胰岛素） | 诺和平 | 1.5～2.0 | 无 | 24 |
| 预混胰岛素（HI 30R，HI 70/30） | 诺和灵 30R | 0.5 | 2～8 | 24 |
| 预混胰岛素（50R） | 诺和灵 50R | 0.5 | 2～8 | 24 |
| 预混胰岛素类似物（预混赖脯胰岛素 30） | 诺和锐 30 | 0.17～0.33 | 2～8 | 14～24 |
| 预混胰岛素类似物（预混赖脯胰岛素 25） | 优泌乐 25 | 0.25 | 0.50～1.17 | 16～24 |
| 预混胰岛素类似物（预混赖脯胰岛素 50，预混门冬胰岛素 50） | 优泌乐 50，诺和锐 50 | 0.25 | 0.50～1.17 | 16～24 |

3. 注射部位的选择

注射胰岛素应当选择未破损的皮肤，按照左右对称轮换的原则，有规律地更换注射部位。胰岛素的注射部位包括上臂外上侧、腹部、大腿前外侧和臀部外上 1/4 部，这些部位皮下的脂肪组织有利于胰岛素的吸收，神经末梢分布得较少，注射的不舒适感觉也相对较少。注射部位不同，吸收速度也不同，由快到慢的排列顺序为腹部、上臂、大腿、臀部。其中腹部是胰岛素注射优先选择的部位，因胰岛素在腹部的吸收率最高，吸收速度最快，又不受四肢运动的影响，特别适用于诺和灵 R、诺和锐 30 等胰岛素。胰岛素在臀部的吸收速度最慢，适用于长效胰岛素。《中国糖尿病药物注射技术指南（2020 年版）》推荐将腹部分为 4 个等分区域，将大腿或臀部分为 2 个等分区域，每周选择 1 个等分区域并始终按顺时针方向轮换注射。在任意一个等分区域内注射时，连续 2 次进针需间隔至少 1 cm（或大约患者本人 1 根手指的宽度）。腹部注射需避开肚脐周围 5 cm。

4. 胰岛素的储存

如胰岛素未启封，应冷藏保存在 2～8℃的环境下，不得冷冻。不得从冰箱取出即用，这样做不仅降低机体吸收率，而且可使注射部位出现皮肤发红、局部疼痛，久之甚或局部出现硬结、脂肪萎缩等不良反应。注射前 30 min 将胰岛素从冰箱取出待用，或手握至体温后再用。启封后，瓶装胰岛素或笔芯如果正在使用，可在25℃室温下保存 4 周，存放在阴凉、干燥的地方，无须冷藏，但要避光和避热。普通胰岛素注射液为澄清无色水溶液，如有异常变化，不得使用。为避免胰岛素制剂中混入消毒液造成胰岛素变性而出现沉淀，应在瓶塞常规消毒后挥发干或拭干消毒液后再行穿刺。

5. 胰岛素注射的不良反应

（1）低血糖：低血糖是胰岛素注射最常见的不良反应，与剂量过大和（或）饮食失调有关。患者有饥饿感、心慌、疲乏、头晕、大汗、面色苍白。

（2）胰岛素过敏：主要表现为注射局部瘙痒、荨麻疹，全身性皮疹少见，罕见血清病、过敏性休克等过敏反应。

（3）注射部位皮下脂肪萎缩或增生：可使胰岛素吸收不良，但临床少见，停止该部位注射后可缓慢恢复。经常更换注射部位可防止其发生。

（4）水肿：胰岛素治疗初期可因水钠潴留而发生轻度水肿，可自行缓解。

（5）视物模糊：部分患者出现，多为晶状体屈光改变，常于数周内自然恢复。